ANATOMIE PATHOLOGIQUE

OBSERVATION RELATIVE

A UN KYSTE PILEUX ABDOMINAL

ADRESSÉE A LA SOCIÉTÉ MÉDICALE D'ÉMULATION

DE PARIS

PAR M. LE DOCTEUR A. CLAUZURE

Chirurgien des Hôpitaux et des Prisons; Membre du Conseil d'Hygiène; Médecin ordinaire du Chemin de Fer d'Orléans; Médecin par quartier du Bureau de Bienfaisance d'Angoulême (Charente); Membre de la Société médicale d'Émulation de Paris, de la Société des Sciences médicales et naturelles de Bruxelles, de la Société Médicale de La Rochelle, de la Société de Médecine et de Chirurgie pratiques de Montpellier, de la Société des Sciences naturelles de la Charente-Inférieure, de l'Académie de l'Enseignement, de la Société d'Hydrologie médicale du Midi, de l'Académie nationale, de la Société botanique de France, de la Société d'Horticulture de la Gironde, etc., etc.

RAPPORT

Lu à la Société médicale d'Émulation, dans sa séance du 6 décembre 1862

PAR M. CAFFE

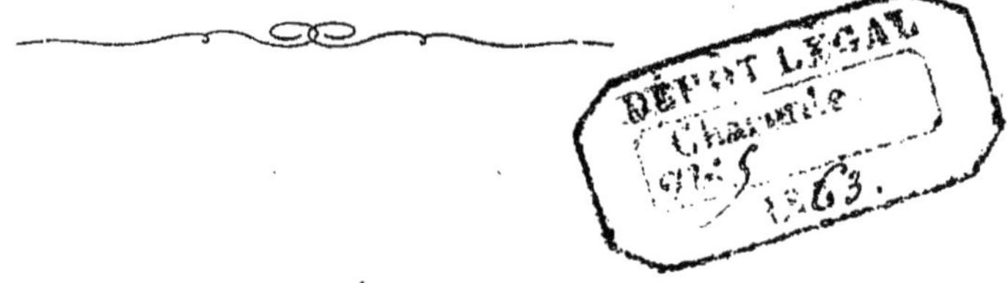

ANGOULÊME

TYPOGRAPHIE CHARENTAISE DE A. NADAUD ET Cie

RUE DU MARCHÉ, 4

1863

ANATOMIE PATHOLOGIQUE

OBSERVATION RELATIVE

A UN KYSTE PILEUX ABDOMINAL

ADRESSÉE

A LA SOCIÉTÉ MÉDICALE D'ÉMULATION

DE PARIS

Mes chers collègues,

Il y a déjà plusieurs mois, je regrette ce retard dû à l'époque des vacances, que vous avez chargé une commission composée de MM. Barth, Depaul, Fournet, Gallard, Mandl et Caffe, rapporteur, de vous faire connaître dans tous ses détails une observation très intéressante recueillie par un de nos honorables confrères des départements, observation qui a pu en partie échapper à votre souvenir, au moins dans quelques-uns de ses détails ; aussi je ne crois pas abuser de votre patience en vous la reproduisant : elle est rédigée avec un intérêt soutenu, qui s'augmente par l'exposé de l'opération et du traitement, suivis de la guérison complète de la malade, qui, pendant tout le temps, n'a pas interrompu l'allaitement de son enfant.

Observation. — « L'épouse d'un sieur Robin, tailleur de pierres, est accouchée, il y a six mois, d'un enfant mâle; la parturition s'est faite régulièrement, les suites immédiates ont été des plus heureuses, la mère a nourri son enfant.

Il y a deux mois environ, je suis demandé par cette femme, pour une grosseur qu'elle portait dans le flanc gauche, à 1 pouce environ de la ligne blanche et à 6 centimètres au-dessous de l'ombilic. Elle me raconte qu'elle s'était aperçue de cette grosseur seulement quelques mois avant sa dernière grossesse; qu'elle avait alors le volume d'une petite noix, et que, comme elle n'était ni douloureuse ni gênante, elle n'y avait point fait attention; qu'elle était accouchée deux fois sans accidents; que le jeune médecin qu'elle avait consulté quelques jours après son dernier travail l'avait tranquillisée, en lui affirmant que la tumeur qu'elle portait dans le flanc n'était qu'une conséquence ordinaire de la couche; enfin, elle ajouta que, depuis quinze à vingt jours, cette tumeur prenait des proportions incroyables; qu'elle était excessivement douloureuse, et que si je ne voulais pas ou l'extirper, ou la percer, elle se fendrait le ventre avec un couteau.

Je calmai l'exaltation de cette pauvre malade en lui promettant d'accéder à ses désirs, s'il était nécessaire; je lui affirmai une guérison radicale et prompte, puis je l'examinai :

Maigreur générale, peau couleur de vieille cire; les yeux sont enfoncés dans l'orbite; le nez est osseux et décharné à ses ailes, les pommettes saillantes, le regard vif, la parole brève. Tempérament nerveux, bruit de souffle aux carotides; la langue est sèche dans son centre, un peu rouge sur sa pointe. Il y a du lait dans les mamelles, il est clair et peu abondant, mais il se renouvelle facilement; les seins sont flasques, mais bien faits pour la lactation. La respiration est régulière, le cœur en bon état.

Le ventre est volumineux, lisse, tendu; les rides, ou plutôt les rayonnements nacrés que l'on observe souvent après une répétition de grossesse, n'existent pas; dans le flanc gauche, à 1 pouce environ de la ligne blanche et à 6 centimètres de l'ombilic, on voit une élévation très prononcée, en forme de pain de sucre; elle n'est pas plus rouge que le reste de la peau du ventre; elle est très douloureuse au toucher.

Je palpe cette tumeur avec soin, je crois sentir de la fluctuation au sommet ; à la base, j'embrasse un espace énorme ; la cavité abdominale semble en être remplie.

Je pratique le toucher vaginal ; je ne reconnais qu'un corps dur, pesant et impossible à décrire. J'introduis mon indicateur dans le rectum ; mêmes résultats que par le vagin.

Je crois à un vaste foyer rempli d'un liquide quelconque, et je crois aussi que c'est l'ovaire gauche qui le porte dans son épaisseur.

J'interroge de nouveau, et j'apprends que cette tumeur s'est développée rapidement et sans cause traumatique ; qu'à mesure qu'elle prenait du volume, les digestions étaient devenues irrégulières, les selles et les urines rares et difficiles ; qu'il y avait eu, au début, des fourmillements singuliers dans tout le côté affecté ; que les fourmillements disparus avaient été remplacés par des douleurs lancinantes, intermittentes, profondes ; que ces douleurs s'étaient surtout aggravées depuis que son mari l'avait approchée.

Elle a pris des lavements, bu de la tisane de mauve et placé des cataplasmes de farine de lin sur l'abdomen.

Depuis cinq jours le pouls était fréquent ; le jour de ma première visite, il bat 120. La soif est ardente, le sommeil à peu près nul ; l'estomac ne supporte aucun aliment ; elle vomit le bouillon ; trois ou quatre fois par jour elle rend un liquide bilieux, poracé, très abondant, d'abord acide, puis amer.

Il fallait donner issue au liquide, c'est-à-dire opérer, et opérer rapidement, telle fut du moins ma première pensée, mais comment devais-je pratiquer mon ouverture ? par incision ou par ponction ? Ces deux moyens m'inspirèrent une certaine inquiétude. L'enveloppe abdominale roulait ou glissait aisément sur la tumeur, et je me voyais, malgré toutes les précautions indiquées par la science, menacé, immédiatement ou dans un temps plus ou moins éloigné, d'un épanchement dans la cavité abdominale, suivi de ses terribles conséquences.

Je fis demander un confrère, un habile homme et mon ami. Le docteur Ricard répondit à mon invitation en arrivant immédiatement; et, après avoir consulté sur ce cas, d'autant plus intéressant qu'il était pour nous complétement nouveau, nous décidâmes qu'avant d'ouvrir, nous placerions au sommet de la pyramide un bouton de potasse caustique ou de pâte de Vienne, avec l'espoir d'un travail d'adhérence entre le péritoine et l'enveloppe de la tumeur. Le bouton fut aussitôt installé, Nous ordonnons : Eau gazeuse édulcorée avec le sirop de groseilles; une potion calmante ; un lavement laudanisé pour la nuit.

Rendez-vous pour le lendemain à midi.

A l'heure donnée, nous sommes auprès de la malade ; l'escharre formée par le caustique a produit des effets étendus : rougeur et chaleur autour de l'espace désorganisé. La fièvre est forte : 140 pulsations; les pommettes sont colorées vigoureusement; la soif est intarissable ; il y a des coliques très vives, de l'agitation; la nuit a été sans sommeil; peu d'urines, elles sont briquetées; les vomissements continuent. Lavement huileux; glace par fragments.

A une heure et demie, avec un bistouri droit et très aigu, j'incise par couche le centre de l'escharre, et de haut en bas, parallèlement à la ligne blanche, je fais une boutonnière de 4 centimètres environ. Je pénètre dans l'abdomen, et sauf un peu de sang veineux qui est épongé avec soin par mon collègue, il ne s'échappe aucun autre liquide de la cavité abdominale. Le doigt, introduit dans le centre de la plaie, constate une fluctuation certaine, le liquide est à peine à quelques millimètres. Je plonge alors mon instrument de dehors en dedans, et perpendiculairement à l'incision ; aussitôt un flot de pus jaillit à l'extérieur, grossissant à mesure que j'élargissais l'orifice.

Ce pus est clair, d'un jaune terreux ; il est mélangé de

quelques grumeaux sébacés; l'odeur est infecte; il sort deux litres à peu près de ce mélange, et, en s'écoulant, il entraîne avec lui des *flocons de cheveux* d'un blond cendré, et en assez grande quantité pour former le volume d'une belle noix.

Ces cheveux ont de 30 à 50 centimètres de long, ils sont fins et dépourvus de bulbes; tantôt ils sont réunis en mèches, tantôt isolés et frisés; ils tranchent avec ceux de la mère qui sont d'un châtain foncé.

La tumeur s'affaisse, et l'enveloppe abdominale la suit. Nous explorons le vaste foyer qui vient d'être vidé, et le stylet ne découvre aucun corps étranger. Nous sentons très distinctement les parois du sac, et nous sommes surpris de sa capacité incroyable. La malade supporte difficilement cet examen, et sur sa prière nous le suspendons.

Nous plaçons dans l'ouverture une grosse canule courbe en argent, celle qui sert dans l'opération de la trachéotomie, et, tout en fixant cet appareil avec un fort ruban de caoutchouc autour de l'abdomen, nous établissons deux fortes compresses graduées de chaque côté de l'orifice, et nous recouvrons le tout avec un bandage de corps bien serré. Le pus, toujours mélangé de longs cheveux, coule avec abondance entre les deux compresses graduées, ayant pour plafond le bandage de corps et pour plancher l'orifice de la canule, plus un morceau de sparadrap recouvrant l'escharre.

La femme est nettoyée, placée sur un drap d'alèse, les jambes fléchies sur les cuisses, les cuisses sur le bassin. La tête est légèrement inclinée sur la poitrine au moyen d'un oreiller.

(Tisane commune, lavement d'eau de lin, quelques cuillerées de bouillon de bœuf alternées avec des cuillerées d'eau vineuse tiède et sucrée.)

La nuit a été calme, il y a eu un peu de sommeil. Le lavement a produit une abondante évacuation. Le bouillon est toléré; l'eau vineuse ne fatigue pas. Le pouls est bon, quoique encore très fréquent. Le pus coule toujours avec abondance, il sort de nombreuses mèches de cheveux. La confiance renaît, l'espoir soutient l'énergie vitale, le sourire est sur les lèvres, le regard est à la joie.

(Continuation du bouillon de bœuf; on y ajoute du suc de viandes noires. Eau vineuse moins étendue. Sirop de proto-iodure de fer, une cuillerée matin et soir.)

Les pansements sont faits régulièrement deux et trois fois par jour, et chaque fois, avec de longues pinces, nous retirons du fond de la tumeur une grande quantité de cheveux.

Le vingt-sixième jour, il sort peu de matières; les cheveux ne sortent que lorsqu'on va les chercher; ils deviennent de plus en plus rares. Le trente-cinquième jour, il ne vient rien avec la pince. La canule à trachéotomie est retirée et remplacée par une forte sonde de femme. Nous faisons des injections avec la teinture d'iode, coupée au vingtième avec de l'eau tiède; l'adhésion des parois s'opère rapidement et de dedans en dehors; aujourd'hui la cicatrice est complète; la femme est debout, elle marche, elle vaque aux soins de son ménage, elle digère, elle dort, elle nourrit largement son enfant; la santé est florissante. »

Réflexions. — L'esprit, aidé de la science, s'interroge. Il se demande, en face du fait dont je viens de rendre compte, quelle est l'origine même hypothétique de la quantité considérable de cheveux sortis de ce vaste abcès. La femme les avait-elle en dépôt depuis son premier jour d'existence? Sont-ils le résultat d'un travail physiologique récent? ou, datant de quelques mois seulement, sont-ce les cheveux d'un fœtus décomposé (grossesse extra-utérine)? Ils ont 40 et 50 centimètres de long, et ils sont dépourvus de leur bulles. Est-ce un kyste pileux? ce mystérieux phénomène!

La médecine peut-elle faire jaillir de cette observation un enseignement quelconque? Il y a eu, pendant un temps donné, des accidents franchement inflammatoires, avec des réactions symptômatiques qui, sous l'influence d'une cause ignorée, se sont aggravés d'une telle sorte, qu'ils ont mis l'existence de la malade en péril. Cette masse considérable de cheveux qui, certes, n'est pas d'organisation récente, pourquoi et comment est-elle restée latente dans l'économie, peut-être depuis le commencement de l'existence de cette femme? Pourquoi, s'ils sont de vieille date, n'ont-ils rien fait à la suite de la première grossesse, comme ils ont agi à la suite de la seconde? Comment ont-ils grandi étant dépourvus de leurs bulbes, et à quoi ont-ils emprunté les matériaux de leur accroissement? Avant les graves et multiples accidents signalés plus haut, cette femme ne présenta jamais rien d'extraordinaire comme dérangemcnt de santé. La respiration, la circulation, la nutrition, les fonctions de la peau et de l'utérus s'exécutaient régulièrement; la fécondation a eu lieu, le développement de l'embryon s'est fait dans les plus heureuses conditions : il n'y avait alors qu'une tumeur grosse comme un petit œuf, située dans le flanc gauche; cette tumeur ne change pas de volume pendant les neuf mois de gestation; puis tout à coup, et dans l'espace de quelques jours seulement, elle acquiert le volume d'une tête d'adulte; on croit à un kyste de l'ovaire, on l'opère; il en sort deux litres de pus environ, pus mélangé d'une fraction presque insignifiante de matière adipeuse et de 10 à 15 grammes de longs cheveux. La médecine physiologique nous semble faire défaut dans la circonstance, et les explications ne nous ont rien offert de satisfaisant.

La chirurgie a douté et doute encore sur la nature de l'enveloppe. Avons-nous eu affaire à un kyste de l'ovaire, à un abcès ou à un phlegmon de l'ovaire ou de l'utérus? Y a-t-il eu grossesse ovarique, sous-péritonéo-pelvienne, tuboovarique, tubo-abdominale, tubo-utérine interstitielle, utéro-tubaire, utéro-tubo-abdominale, abdominale, abdominale primitive ou secondaire, etc.? Pour éclaircir la situation, il aurait fallu que la malade nous eût permis de faire son autopsie, et sa bienveillance n'a pas été jusqu'à cette faiblesse. Elle s'est bornée à nous présenter un phénomène encore *inexpliqué* dans la science, et que l'on est convenu de désigner sous le nom de *kyste pileux*. J'en demande bien pardon à MM. Lebert, Rokitansky et Pigné, et j'ajoute :

« Comme les multiples questions posées dans les réflexions qui accompagnent ce travail sont assez délicates à résoudre ; comme elles peuvent donner lieu à une polémique, d'autant plus sérieuse qu'elle n'est pas nouvelle, sur le même sujet, nous avons décidé et nous décidons que, jusqu'à meilleures conclusions, nous nous renfermerons, quant à nos appréciations individuelles, dans un silence absolu et prudent. »

La fréquence des kystes siégeant dans l'abdomen est trop grande pour que chacun de vous n'ait pas eu l'occasion d'en répéter l'étude dans toutes ses variétés; hier et aujourd'hui, ce sont là des questions à l'ordre du jour des Académies et des Cliniques opératoires, depuis surtout qu'on s'est attaché à en mieux différencier le siége et la nature, afin de dépasser les moyens palliatifs et d'arriver à une guérison radicale par l'ablation intégrale du kyste, en suivant les audacieux exemples importés de l'Amérique et de l'Angleterre. L'ardeur et le zèle chirurgical ne feront pas encore défaut, il faut le croire, avant que nous sachions, enfin, à quoi nous en tenir sur les conditions essentielles soit pour tenter l'opération de l'extirpation, soit sur le bon choix des méthodes opératoires.

Nous n'avons pas, je pense, à aborder ici la question des kystes abdominaux ou ovariques sous le point de vue du traitement, attendons encore, c'est plus sage : laissons à d'autres des hardiesses expérimentales dont la science et le public profiteront plus tard.

Bornons-nous, et c'est là la tâche que vous paraissez m'avoir imposée, à rechercher quels peuvent être les causes, l'origine, le mode d'évolution des poils et des cheveux renfermés dans des kystes de l'abdomen ou autres; c'est aussi la seule recherche à laquelle M. le docteur Clauzure attache le plus de prix; aussi pose-t-il plusieurs questions très judicieuses et très difficiles dans leur solution, pour apprendre de nous quelque chose de précis sur la présence de ces masses pileuses contenues dans des kystes, notamment dans celui qu'il a si heureusement vidé.

Je dois l'honneur d'être votre rapporteur sur cette question à deux anciens souvenirs. En 1832, année marquée par une pierre noire, celle de la première invasion du choléra à Paris, j'étais, à l'hôpital de la Pitié, interne de feu le docteur Clément, suppléant au Collége de France et, au Muséum d'histoire naturelle, du cours d'anatomie de feu le baron Portal, lorsque je fus chargé, par mon chef de service, de donner des soins et d'opérer, par la paracentèse abdominale, une énorme tumeur enkystée de l'ovaire chez Mme Magalon, la femme de l'auteur des *Veillées de Sainte-Pélagie* et de l'allégorie si connue : *Le Mouton enragé*, allusion au roi débonnaire Charles X, qui ne fit pas moins condamner l'auteur à cinq ans de prison. Assisté de l'un de mes externes, aujourd'hui le docteur Martin, de la vallée d'Aoste, je pratiquai la ponction avec un trocart volumineux, dont je laissai la canule en place pendant vingt-quatre heures; je reçus un liquide concret, albumineux, entremêlé d'une grande quantité de longs cheveux noirs; telle était aussi la couleur de ceux de la tête de la malade. Des soins consécutifs soutinrent la guérison palliative pendant huit ans; le volume de la tumeur reparut; habitant Bagnols (Drôme), cette dame alla se faire opérer à Montpellier et y mourut.

Au mois d'octobre 1858, notre confrère M. Terrier (d'Angers), mort en juin dernier, me conduisait, rue Montaigne, en consultation auprès de la dame Moreau, âgée de moins de trente ans, femme d'un cocher des écuries de l'Empereur. Cette femme, inféconde quoique belle et bien menstruée, se plaignait de douleurs atroces dans la région lombaire et dans les fosses inguinales; une tumeur peu volumineuse se dessinait au niveau de l'ovaire droit; les fonctions digestives et alvines s'accomplissaient avec la régularité compatible avec ces grandes douleurs et la presque immobilité dans le décubitus dorsal. Au nombre des ressources invoquées furent des cautères dans la région lombaire; après quatre mois d'un traitement qui ne pouvait atteindre le siége du mal et sa cause, la malade évacua spontanément, par le canal de l'urètre, environ deux litres de pus d'un blanc opalin, consistant, d'une fétidité extrême, qui forçait de renouveler l'air de la chambre; avec le pus sortaient en même temps des mèches étroites de cheveux de couleur cendré et longs de 30 centimètres; les cheveux de la femme Moreau étaient châtain-foncé. L'illusion sur la provenance de ces cheveux n'était pas possible; la malade, son mari, le docteur Terrier et moi, pendant plusieurs jours, à diverses reprises, avons retiré et vu sortir par l'urètre des quantités renouvelées de ces cheveux, qu'on peut évaluer, en poids, à 8 ou 10 grammes; je pratiquai plusieurs fois par jour, et pendant douze jours, des injections dans la vessie avec une sonde à double courant; les liquides dont je me servais furent de l'eau de goudron, puis de la décoction de feuilles de noyer; le kyste ovarique pileux s'était ouvert dans la vessie. La malade s'est rétablie, mais je ne sache pas qu'elle soit devenue mère.

Ces cheveux vous ont été présentés; déjà soumis à l'analyse microscopique par l'un de vos commissaires, notre savant collègue M. Mandl, je vous dirai avec quel soin il a procédé à cette étude, jusqu'à rechercher les opinions des divers auteurs qui s'étaient occupés du même sujet; c'est ainsi que, dans les *Archives de Meckel*, 1843 (page 365), Kohlrausch a trouvé, à la face interne d'un kyste ovarique, des cryptes muqueux remplis d'une matière sébacée (claire et margarine), une couche d'épithélium composée de cellules aplaties, au-dessous de laquelle on trouve une autre couche analogue au réseau de Malpighi, suivi du derme, du tissu cellulaire sous-cutané et du tissu adipeux. Les follicules pileux auraient absolument la même disposition que dans la peau, et présenteraient, de même que le derme, une structure normale. Bien plus, de chaque côté du follicule, on peut constater l'existence des glandes sébacées, des glandes sudoripares très développées; cet auteur n'ose cependant pas affirmer la présence du conduit excréteur en spirale.

Heschl a également constaté la présence des glandes sébacées et sudoripares dans des kystes analogues.

Rokitansky a aussi trouvé la structure normale des cheveux découverts dans la glande mammaire. Koelliker et Mohr ont démontré, dans un kyste du poumon, des glandes sudoripares et sébacées, et des cheveux à l'état normal.

Les cheveux qui accompagnent l'observation de M. Clauzure présentent également, de l'avis très compétent du docteur Mandl, une structure parfaitement normale; on y distingue très bien, et presque à l'œil nu, une pointe et un bulbe(1); puis, à l'aide du microscope, on voit l'épiderme, la substance corticale et la substance médullaire; le follicule et le germe sont restés implantés dans la membrane du kyste.

L'examen microscopique des cheveux qui vous furent soumis par votre rapporteur, et qui ont été expulsés par

(1) Je n'en ai pas vu; seulement je m'abstiens de protester, parce que n'ayant pas d'instruments et M. Mandl en étant muni, il y a tout lieu de croire que c'est lui qui a raison et moi qui ai tort. Dr CLAUZURE.

l'urètre d'une jeune femme, au premier abord, sembleraient démentir l'opinion confirmée par de nombreuses observations ; en effet, ces cheveux sont sans pointe et sans bulbe distincts, étant dépourvus de leurs cellules épidermiques, et la substance corticale étant remplacée par une substance d'apparence fibreuse, mais, en réalité, accompagnée d'une foule de cellules aplaties, fusiformes, allongées, très étroites, pourvues d'un noyau médullaire. Or, ce sont précisément ces éléments qui composent la substance corticale normale, mais qui ne deviennent visibles que lorsque le cheveu a subi l'action de la potasse ou d'acides concentrés. C'était donc une décomposition due probablement à la putréfaction qu'avaient subis les cheveux de la malade de M. Terrier, cheveux qui, dépouillés de leur épiderme par des substances probablement alcalines, offrent les éléments normaux de la substance corticale, tels que les fait voir la préparation chimique.

Dans le cas présent, il n'y a donc que les apparences d'une exception qui, en réalité, ne fait que confirmer la règle générale de la structure normale, des productions accidentelles que l'on trouve dans les kystes, quel qu'en soit le siége, la membrane interne des kystes étant toujours transformée en un tissu analogue à la peau, dont les produits ne présentent rien d'anormal ; très souvent, des cheveux, des dents, des os ont été rencontrés dans des kystes des ovaires, des poumons ou des glandes mammaires, et ont été le sujet de recherches histologiques ; et tous les auteurs s'accordent à signaler la structure normale de ces tissus de nouvelle formation, en y ajoutant des détails pleins d'intérêt. Les dents, renfermées encore dans leur petit sac ou enveloppe, se trouvaient, à divers degrés de leur développement, en tout analogues à ce que l'on observe dans la mâchoire, et souvent étaient fixées sur un petit os déformé.

Heschl a également constaté la présence de glandes sébacées et sudoripares dans des kystes, et a eu l'occasion d'y trouver un os long d'un pouce, épais de trois lignes, ayant la forme d'un fer à cheval, uni à la paroi du kyste par un périoste normal et par une couche de tissu cellulaire lâche, et présentant plusieurs apophyses avec lesquelles s'articulaient distinctement de petits cartilages cunéiformes du volume d'un grain de chènevis.

On ne peut rattacher à une seule origine tous ces kystes et leur composition variée. On touche à la vérité, si on ne la démontre pas entièrement, en admettant que les cas, ceux qui siégent dans les ligaments larges, dans les ovaires, les plus fréquents de tous, dans l'abdomen, sont dus à des fécondations extra-utérines, à des chutes de la trompe, à des inclusions de germes. Cette dernière cause peut expliquer longuement la présence étrange de certains kystes.

On se rappelle que Dupuytren fit, à sa clinique, l'autopsie d'un jeune homme qui portait dans l'aine les débris d'un fœtus.

Mais on doit également admettre que des cheveux, des dents, etc., sont des produits dermoïdes sécrétés par la menbrane interne des kystes, qui est très analogue à la peau ; qu'y a-t-il alors de surprenant de rencontrer ces productions dans les poumons, dans la mamelle, etc.?

Messieurs, en vous signalant, dans ce rapport, quelques points scientifiques intéressants, je n'ai pu tout dire, moins encore tout comprendre : votre discussion apportera plus de lumière que je ne pouvais en fournir moi-même ; mais ce que je puis vous confirmer, c'est le talent, l'instruction de l'auteur de l'observation, cause de ce rapport, et j'ai l'honneur de vous proposer d'accorder à M. le docteur Clauzure le titre de membre correspondant de notre société médicale d'émulation de Paris.

Cette conclusion est adoptée à l'unanimité.

www.ingramcontent.com/pod-product-compliance
Ingram Content Group UK Ltd.
Pitfield, Milton Keynes, MK11 3LW, UK
UKHW020455220726
13923UKWH00006B/2549